SOMMARIO

Introduzione   2

Capitolo 1 - Igiene di Base   4

Capitolo 2 - Le Basi degli Igienizzanti per le Mani   20

Capitolo 3 - Ricette di Igienizzanti per le Mani   37

Capitolo 4 - Salviette Disinfettanti fatte in casa   55

Conclusione   80

Igienizzanti e Disinfettanti fatti in Casa - Albert Leinstein

INTRODUZIONE

Innanzitutto voglio ringraziarti per aver scelto *Igienizzanti e Disinfettanti Fatti In Casa: Le Migliori Ricette Per uno Stile di Vita Igienico.* Sono sicuro che troverai questo libro informativo ed educativo.
E' molto importante che tutti noi, ogni giorno, applichiamo le basilari pratiche di igiene. Questo ci aiuta a ridurre le possibilità di ammalarci e di contagiare altri soggetti. La storia ci ha insegnato che non sapremo mai quando un un problema legato a malattie contagiose può presentarsi e sotto quale forma. Sfortunatamente non tutti nel mondo hanno accesso ai migliori strumenti e pratiche per una corretta igiene personale, questo significa che purtroppo è più facile che in alcune parti del mondo le epidemie si sviluppino più facilmente per poi espandersi in tutto il mondo, ma ognuno di noi può fare la sua parte, attuando le migliori pratiche per l'igiene personale.

Questo libro ti rivelerà le informazioni per un igiene di base e per la sanificazione degli ambienti e degli oggetti. A tutti noi hanno insegnato come lavarci le mani da bambini, ma evidentemente quel metodo ha bisogno di un aggiornamento e revisione. E' incredibile come un corretto lavaggio delle mani possa prevenire malattie e simili.

Analizzeremo le basi dei igienizzanti per mani. Ognuno di noi utilizza un igienizzante per le mani per uccidere i germi, è uno strumento necessario da avere con sé, ma sai perché e come è così utile? Dopo aver letto questo libro saprai come usarlo nella maniera corretta e perché non abusarne.

Successivamente esamineremo alcune differenti ricette per produrre il tuo igienizzante per mani fatto in casa. Ti tornerà utile nei periodi in quei quello commerciale non sarà facilmente reperibile ma anche per comprendere da cosa è realmente è composto un igienizzante per le mani.

Infine troverai diverse ricette per creare le tue salviette disinfettanti. Esse possono anche costare relativamente tanto quando le compri e, come tante altre cose, possono essere fatte in casa da te. Le salviette disinfettanti sono molto comoda anche per la pulizia degli oggetti casalinghi.

Dopo questa prima parte introduttiva, siamo pronti ad iniziare.

CAPITOLO 1: IGIENE DI BASE

Lavarsi le mani, probabilmente, è la miglior pratica per proteggere se stessi e la propria famiglia da malattie e problemi di salute. Approfondiremo il quando ed il come lavarsi le mani per restare in salute.

Avere le mani pulite, inoltre, è il miglior modo per non diffondere germi e contagiare altre persone, ecco perché il mancato rispetto di questa norma ha aiutato la diffusione di alcuni contagi nel mondo. In questo libro troverai spesso le parole 'microbi' e 'germi', i primi (microbi) si riferiscono a tutti i piccoli organismi viventi che possono causare o meno malattie, i secondi (germi o agenti patogeni) sono forme di microbi che possono causare lo sviluppo di malattie.

Quando Lavare le Mani

Ci sono specifici momenti in cui dovresti lavare le mani per essere sicuro di non diffondere germi. Specifici periodi dell'anno in cui dovresti lavare le mani più spesso di quanto faresti normalmente, soprattutto nei mesi invernali, quando il raffreddore e l'influenza sono più attivi. Ad ogni modo, qui sotto faremo un elenco dei momenti più importanti in cui bisogna assicurarsi di lavare bene le mani:

- Dopo aver toccato qualsiasi tipo di rifiuto
- Dopo aver servito il cibo o acqua al tuo animale domestico
- Dopo aver toccato qualsiasi rifiuto o mangime per il tuo animale domestico
- Dopo aver starnutito, tossito o soffiato il naso
- Dopo aver cambiato il pannolino da un bambino o averlo ripulito dopo che espletato i suoi bisogni
- Dopo aver usato il bagno
- Prima e dopo il trattamento di una ferita o di un taglio
- Prima e dopo esserti preso cura di una persona con vomito e/o diarrea
- Prima di mangiare
- Prima, durante e dopo aver preparato le pietanze
- Dopo aver utilizzato mezzi di trasporto pubblico, taxi o car-sharing
- Dopo attività o allenamento all'esterno

- Prima e dopo l'utilizzo delle lenti a contatto

Queste ovviamente non sono le uniche volte in cui dovresti lavarti le mani. Ogni volta che esse appaiono sporche o se hai utilizzato e maneggiato strumenti che potrebbero avere germi sulla propria superficie, è conveniente lavarsi le mani e utilizzare un igienizzante. Dovresti assicurarti anche di lavarti le mani più volte mentre sei a lavoro. Ci sono studi che affermano che la scrivania di un impiegato medio ha più germi rispetto alla tazza del water. Dovresti lavarti le mani anche ogni qual volta stingi la mano ad un altra persona, poiché questa è la pratica più comune per la diffusione dei germi.

Lavarsi Correttamente le Mani

Una delle pratiche più semplici nella nostra vita consiste nel lavarsi le mani. Averle pulite, previene la diffusione di germi nella nostra casa, sul nostro luogo di lavoro ed in genere nei luoghi che frequentiamo. Ci sono cinque passaggi che dovremmo considerare ogni volta che laviamo le mani.

1. Iniziamo sciacquando le mani con acqua corrente pulita (calda o fredda),

> chiudiamo il rubinetto e applichiamo il sapone

Il motivo per cui si usa acqua corrente pulita è perché, inserendo le mani in un contenitore di acqua stagnante, non laveremo bene le nostre mani in quanto l'acqua è già contaminata. Si dovrebbe usare sempre acqua corrente pulita. Tuttavia, se siamo costretti lavarci le mani con acqua non pulitissima, comunque potrebbe aiutare allo scopo. È stato comprovato che la temperatura dell'acqua non influisce con la rimozione dei microbi. La credenza comune che l'acqua calda sia più efficace di quella fredda è errata, in quanto la temperatura da raggiungere per uccidere i patogeni finirebbe per bruciare la pelle. Un temperatura più alta dell'acqua può creare irritazioni ed essere meno conveniente per l'ambiente e per i costi per riscaldarla.

Chiudere il rubinetto, dopo aver lavato le mani, farà risparmiare sul consumo d'acqua e non ci sono abbastanza informazioni da provare che un significante numero di germi possono essere trasmessi dal rubinetto alle nostre mani.

Usare il sapone, quando ci laviamo le mani, funziona molto meglio del mero risciacquo con l'acqua perché i tensioattivi contenuti nel sapone aiutano a liberare le tue mani dai microbi. Molti di noi anche hanno la tendenza a lavare più accuratamente le mani quando utilizzano il sapone e questa è una buona pratica per eliminare i germi.

Ad oggi gli studi hanno dimostrato che non ci sono ulteriori benefici per la salute dei consumatori, e questo non include gli operatori sanitari, nell'utilizzo di saponi con ingredienti antibatterici rispetto al sapone normale.

2. Trasformiamo il sapone in schiuma strofinando le mani in modo che esse siano completamente coperte di sapone. Assicuriamoci di insaponare il palmo di ogni mano e la relativa parte posteriore (il dorso), le dita e le unghie.

Quando insaponiamo e strofiniamo le mani si creerà un attrito che facilita a sollevare i microbi, il grasso e lo sporco della pelle. I microbi albergano su tutta la superficie della mano, ma tendono ad essere concentrati sotto le unghie, quindi è importante strofinare l'intera mano.

3. Esegui questa pulizia per almeno 30 secondi.

Definire esattamente quale che sia il tempo necessario per lavarsi le mani dipende da diversi fattori, tra cui la quantità e la tipologia di sporcizia che abbiamo su di esse e dove ci troviamo quando le stiamo lavando.

Ad esempio, i chirurgi hanno maggiori probabilità di entrare in contatto con germi che causano malattie ed hanno un rischio maggiore di diffondere malattie o infezioni, questo significa che devono lavarsi un periodo di tempo più lungo rispetto ad una persona comune. Tuttavia possiamo affermare che un lavaggio che varia tra i 30-40 secondi rimuoverà più germi rispetto ad un lavaggio di minor tempo.

Ci sono tantissime organizzazioni nel mondo che raccomandano di lavare le mani per almeno 30 secondi.

4. Risciacqua completamente il sapone dalle mani.

Il sapone e l'attrito creato nell'ultimo passaggio aiutano a rimuovere i microbi, lo sporco ed il grasso dalla pelle in modo da poterli sciacquare via dalle mani. Quando si risciacqua accuratamente il sapone, si riduce al minimo l'irritazione della pelle. Molti raccomandano di asciugare le mani con fazzoletti di carta ed usarli per chiudere il rubinetto, benché sia una pratica igienica, non risulta necessaria per la corretta pulizia delle mani, a meno che non siamo in un bagno ad accesso pubblico.

5. Asciugare le mani con un asciugamano pulito o lasciarle asciugare all'aria.

I germi possono essere trasferiti più facilmente da e verso mani bagnate. Ciò significa che esse devono essere accuratamente asciugate dopo il

IGIENIZZANTI E DISINFETTANTI FATTI IN CASA

Le Migliori Ricette per Uno Stile di Vita Igienico

Albert Leinstein

Copyright © 2020 Albert Leinstein

Tutti i diritti riservati

Nessuna parte di questo libro può essere riprodotta o archiviata in un sistema di recupero né trasmessa in qualsivoglia forma o mediante qualsiasi mezzo, elettronico, meccanico, tramite fotocopie o registrazioni o in altro modo, senza l'autorizzazione scritta esplicita dell'editore.

lavaggio. Tuttavia non è chiaro esattamente quale sia il metodo migliore per asciugarsi le mani dopo averle lavate, perché gli studi a riguardo tendono ad entrare in conflitto tra loro. La maggior parte degli studi confronta la quantità complessiva di microbi post lavaggio che sono presenti sulle mani con diversi tipologie di asciugatura e la conclusione più comune è che un asciugamano pulito e l'asciugatura all'aria risultano i metodi più efficaci.

Perché Bisogna Lavarsi le Mani?

Anche se può sembrare ovvio, specialmente dopo averne discusso finora, è importante assicurarci di comprendere l'estrema importanza del lavaggio delle mani. Le mani toccano tutto, ciò significa che esse entrano costantemente in contatto con ogni tipo di germe. Questi germi possono condurci allo sviluppo di malattie.

Le feci degli animali e delle persone sono una delle principali fonti di germi come il Norovirus, la Salmonella e l'E. coli 0157 che causano diarrea e sono in grado di diffondere infezioni respiratorie come la malattia mano-piede-bocca e l'Adenovirus. Questi germi sono in grado di entrare in contatto con le mani quando cambiamo un pannolino o utilizziamo la toilette, ma ciò può avvenire anche in modalità meno ovvie: maneggiando, ad esempio, la carne cruda che ha una quantità invisibile di feci animali sulla sua superficie. Un solo grammo di feci umane, il peso di una graffetta, può contenere un trilione di germi. Questi germi possono entrare a contatto con le nostre mani quando tocchiamo un oggetto contaminato perché qualcuno vi ha tossito o starnutito sopra o perché è venuto a contatto con un altro oggetto contaminato. Ogni volta che i germi entrano a contatto con le nostre mani e non li laviamo via, questi possono essere trasmessi ad altre persone che possono, conseguentemente, ammalarsi.

I virus e i batteri sono molto facili da trasmettere attraverso praticamente ogni cosa che tocchiamo. È praticamente impossibile evitare germi che siano in grado di attaccare il nostro sistema immunitario quotidianamente. Ecco perché è necessario stare sulla difensiva.

Il lavaggio delle mani ci aiuta a prevenire la malattia e la diffusione di malattie trasmissibili perché, lavandoci le mani, le liberiamo dai germi. Le ragioni per cui ciò è d'aiuto nel prevenire le infezioni sono le seguenti:

- Le persone tendono a toccarsi la bocca, gli occhi e il naso senza accorgersene.

Questo apre una scorciatoia per il nostro corpo ai germi che ci fanno ammalare.

- I germi presenti nelle mani non lavate possono facilmente contaminare le bevande e i cibi quando vengono consumati o cucinati. I germi, sotto le condizioni adatte, sono in grado di moltiplicarsi in certi tipi di bevande e di cibi e di condurre le persone ad ammalarsi.

- I germi presenti nelle mani non lavate possono passare ad altri oggetti, come i giocattoli, i corrimano o le superfici dei tavoli ed essere poi passati ad altre persone.

- Liberarsi dei germi attraverso il lavaggio delle mani aiuta dunque a prevenire le infezioni respiratorie, la diarrea e le infezioni degli occhi e della pelle.

L'insegnamento delle tecniche di lavaggio delle mani appropriate aiuta il singolo e la comunità a rimanere in salute. Quando l'istruzione al lavaggio delle mani è condivisa in una comunità, essa può:

- Ridurre le assenze scolastiche dovute a problemi gastrointestinali di una percentuale che va dal 29 al 57%.

- Ridurre malattie respiratorie, come l'influenza comune, nella popolazione generale di una percentuale che va dal 16 al 21%.

- Ridurre manifestazioni diarroiche in coloro che abbiano un sistema immunitario depresso del 58 %.

- Ridurre il numero delle persone che che si ammalano e manifestano sintomi di diarrea di una percentuale che va 23 al 40%.

Il mancato lavaggio delle mani può nuocere ai bambini. All'incirca 1.8 Milioni di bambini sotto il quinto anno di età muoiono ogni anno di polmonite o diarrea, queste rappresentano le due maggiori cause di morte nei bambini a livello globale.

Assicurarsi di lavare le mani con il sapone può aiutare a proteggere da 1 a 3 bambini che sviluppano diarrea e all'incirca 1 tra 5 bambini che contraggono infezioni respiratorie.

Anche se la maggior parte delle persone lava le mani, pochi utilizzano il sapone. Lavarci le mani con il sapone ci aiuta a rimuovere meglio i germi.

L'accesso al sapone e all'istruzione per il lavaggio delle mani nelle scuole è in grado di migliorare il numero delle presenze.

Attuare buone pratiche di lavaggio delle mani fin dalla prima età può aiutare a migliorare lo sviluppo infantile in alcuni ambienti.

Il tasso globale stimato di lavaggio delle mani dopo l'utilizzo del bagno è solo del 19% .

Lavarci le mani può anche aiutarci a combattere la crescita della resistenza agli antibiotici. Con la prevenzione delle malattie si aiuta a ridurre la quantità di prescrizioni antibiotiche e, conseguentemente, la possibilità che l'incremento della resistenza agli antibiotici si intensifichi. Lavarsi le mani aiuta a prevenire il 30% delle malattie diarroiche e il 20% delle infezioni respiratorie. Gli antibiotici tendono ad essere prescritti per questi problemi quando non è necessario. Accertarsi di ridurre il numero complessivo delle infezioni assicurandoci di lavare le mani può aiutarci a ridurre l'abuso di antibiotici che è la causa maggiore di resistenza agli stessi. Lavare le mani, inoltre, riduce la possibilità di ammalarsi di germi che sono resistenti alla maggior parte degli antibiotici.

Problemi del Triclosano

Il triclosano è stato introdotto nel 1972 come detergente chirurgico. Da allora è stato aggiunto a molti prodotti differenti. Il triclosano è un prodotto chimico antimicrobico che distrugge o inibisce la crescita di microorganismi come i funghi o i batteri. Ai primi tempi di utilizzo in ospedale, negli anni 70, esso si era dimostrato ottimo, in quanto in grado di aiutare a mantenere gli strumenti medici sterili. Tuttavia, col rapido incremento del suo utilizzo, esso è diventato onnipresente. Il triclosano è stato utilizzato in molti prodotti differenti, tra cui i detergenti per i piatti, i prodotti di cura personale, i deodoranti, i cosmetici, i dentifrici, i saponi, i giocattoli e anche gli indumenti. Una lunga lista per un prodotto che era stato originariamente pensato per l'utilizzo all'interno degli ospedali. Il triclosano è stato commercializzato sotto il nome di "Microban" con la promessa di rendere gli oggetti dell'ambiente casalingo liberi dai batteri.

Sono stati prodotti anche dei calzini che promettevano di mantenere i piedi privi di odori indesiderati. Il problema principale del triclosano è che esso è un noto interferente endocrino e possibilmente un cancerogeno. Una grande evidenza suggerisce che l'abuso di triclosano abbia contribuito alla resistenza dei batteri. Inoltre, la sua presenza negli scarichi potrebbe suggerire un suo impatto sulla nostra acqua. Esso è, inoltre, considerato un liposolubile, ciò significa che può accumularsi nel corpo per periodi estesi nel tempo e può essere rilevato nel latte materno, nelle urine e nel sangue. Le scoperte messe in luce dagli studi sugli animali ci informano che il triclosano è in grado di alterare la regolazione dei nostri ormoni. A proposito della salute umana, il triclosano è connesso a:

- Tossicità riproduttiva e dello sviluppo
- Crescita cellulare incontrollata
- Più alta probabilità di sviluppare eczema, allergie e asma
- Indebolimento del sistema immunitario
- Anomalie dell'ormone tiroideo e del sistema endocrino.

Durante gli studi effettuati sui topi è stato rilevato che il triclosano esauriva il bifidobacterium, un batterio benefico con effetti antinfiammatori. A causa di queste modifiche sulla salute intestinale, è possibile che il triclosano aumenti il rischio infiammazione e di cancro al colon. Alcuni dei primi studi sono stati effettuati con alti livelli di triclosano, ma gli studi sui topi sono stati effettuati con livelli equiparabili al normale utilizzo umano. Fortunatamente, l'FDA ha dichiarato che il triclosano (insieme ad altri 24 composti antimicrobici) non fosse sicuro per i prodotti antisettici. Perciò le compagnie hanno dovuto smettere di utilizzare il triclosano nei loro saponi e nei loro prodotti sanitari.

Ciononostante, esso è ancora onnipresente nel mercato statunitense ed è ancora utilizzato in prodotti quali: materassini da yoga, attrezzature sportive, utensili da cucina e materiale da costruzione. Un suo noto utilizzo è quello del dentifricio Colgate a ragione della sua caratteristica di prevenire la gengivite.

Per quanto lavare quando si cucina?

Abbiamo espresso in precedenza che una buona durata per il lavaggio è di 20 secondi, ma diamo uno sguardo più approfondito ai tempi di lavaggio. Secondo un report dell'USDA del 2018, circa il 97% della popolazione non lava adeguatamente le proprie mani. È stato effettuato uno studio in un ambiente lavorativo in cui le persone sono state educate al corretto lavaggio delle mani e all'utilizzo dei prodotti igienizzanti e si è scoperto che il totale dei giorni di malattia si riduceva fino al 20%.

Una domanda frequente è se si debbano lavare le mani più lungo quando si cucina. Quando prepariamo il cibo, dobbiamo essere consapevoli dei batteri. Dobbiamo lavarci le mani spesso, almeno una volta ogni manciata di minuti. Tuttavia, non c'è bisogno lavarsi le mani per una durata maggiore. Se seguiamo i passaggi descritti in precedenza, un lavaggio della durata di 20 secondi sarà adeguato per consentire una pulizia accurata dai patogeni presenti nel cibo.

La Scelta del Sapone Migliore

Si è già discusso di come il sapone antibatterico non sia migliore del sapone comune, in quanto il primo non uccide i germi in maniera più efficace del secondo. A questo proposito, la Mayo Clinic ha dichiarato che il sapone antibatterico potrebbe portare allo sviluppo di batteri più forti e resistenti. Possiamo quindi utilizzare una qualunque saponetta, del sapone liquido o in polvere che abbiamo a disposizione. Se laviamo le mani con frequenza, è preferibile per noi utilizzare un sapone nutriente o delicato per evitare la disidratazione delle mani. I saponi liquidi tendono ad essere più comodi e, contrariamente all'opinione comune, è molto improbabile che una saponetta trasmetta dei batteri. Dunque, se scopriamo di aver finito il sapone in casa o se non è reperibile in un bagno pubblico, è comunque necessario che ci laviamo le mani. Quindi dobbiamo seguire le stesse procedure senza sapone.

Uno studio effettuato nel 2011 ha messo in comparazione i lavaggi delle mani con sapone con quelli senza sapone. Dallo studio si è concluso che, anche se l'utilizzo del sapone è preferibile, lavarsi le mani senza è comunque meglio di non lavarle affatto.

Esiste anche l'opzione degli igienizzanti per le mani. Gi igienizzanti per le mani con una percentuale del 60% o maggiore di alcol costituiscono una buona modalità per liberarsi dei batteri nocivi. Tuttavia, questi non si rivelano altrettanto efficaci nel dissolvere gli oli e la polvere dalle proprie mani e non puliscono le mani altrettanto bene se comparate al lavaggio. Qualora ci trovassimo in un momento di necessità e non avessimo accesso al sapone o all'acqua, un igienizzante a portata di mano sarà ottimo per debellare i possibili contaminanti. Detto ciò, se ci prendiamo cura dei nostri cari malati, se cambiamo i pannolini o cuciniamo dovremmo lavarci le mani.

Una volta che sviluppiamo l'abitudine a lavarci le mani, questa diventerà rapidamente un istinto naturale. Lavare le mani per 20 minuti è sufficiente affinché il sapone faccia effetto e rimuova i batteri e gli altri microbi. Dovremmo tentare di prestare maggiore attenzione a lavarci le mani durante la stagione dell'influenza e quando ci prendiamo cura delle persone che hanno un sistema immunitario compromesso.

CAPITOLO 2: LE BASI DEGLI IGIENIZZANTI PER LE MANI

Pare proprio che ultimamente, ovunque si guardi, tutti abbiano un flacone di igienizzante per le mani a disposizione. Ciò che ci preme di sapere è se questi flaconcini di gel a base alcolica igienizzino davvero le nostre mani. Abbiamo quindi deciso di rivolgere la domanda a un professore.

I Gel Igienizzanti Funzionano Davvero?

Ho sempre avuto dubbi a proposito degli igienizzanti per le mani e non ho mai pensato che funzionassero, ma dopo aver svolto le ricerche adeguate senza lasciare nulla al caso, posso affermare con certezza che sì, funzionano davvero. Funzionano molto bene per la maggior parte dei virus e dei batteri. Sono in grado di uccidere i batteri molto meglio di quanto possano fare il sapone e l'acqua. Sono anche in grado di tenere i batteri lontano dalla pelle per una durata temporale più estesa rispetto a quanto possa fare l'utilizzo del sapone dell'acqua. Inoltre, non danneggiano la pelle come il sapone in quanto sono costituiti da emollienti. Chi ha occupazioni nelle quali è necessario un lavaggio frequente delle mani, ricorre solitamente nel problema della disidratazione e della screpolatura delle mani. Tutto ciò può essere un terreno fertile per i batteri. Gli igienizzanti per le mani non possono sostituire il sapone e l'acqua completamente, ma utilizzarli affiancati a un lavaggio regolare delle mani può essere d'aiuto nel debellare tutti quei germi disgustosi.

Come Funzionano?

Gli igienizzanti per le mani costituiscono una modalità valida e vantaggiosa di lavarsi le mani in mancanza di sapone o acqua a disposizione, eccetto il caso in cui le mani siano coperte da un visibile strato di polvere o di grasso. Un prodotto può essere considerato un igienizzante per le mani se il suo ingrediente attivo è: cloruro di benzalconio, alcool isopropilico o alcool etilico. L'FDA non ha deciso di categorizzare questi ingredienti come sicuri in quanto non sono ancora state fatte abbastanza ricerche a tal proposito. Tuttavia questi prodotti non saranno ritirati dagli scaffali presto. Altri ingredienti non hanno mostrato alcuna evidenza di validità nell'uccidere i germi e non è stato conferito loro il marchio di approvazione da parte dell'FDA.

Gli igienizzanti per le mani svolgono la loro funzione attraverso l'uccisione delle cellule.

Non uccidono cellule umane, soltanto le cellule microbiche. La loro base è al 70% alcool isopropilico che è il comune alcool etilico denaturato per disinfettanti. Si tratta del metodo migliore per uccidere i germi. Questa formula è più efficace di quella che contiene il 100% di alcool perché è composta da acqua all'interno e quindi può essere assorbita meglio dalla pelle. Per uccidere i virus, l'igienizzante agisce rompendone la parte esterna. Per uccidere i batteri agisce attraverso la rottura delle membrane cellulari. Non si tratta di una cura per ogni male, ma dal momento che alcuni virus non dispongono di uno strato esterno o un batterio che formi delle spore, questi non sono suscettibili ad esso.

- La scienza dietro l'alcool

Partendo dal presupposto che l'ingrediente principale degli igienizzanti per le mani è l'alcol, proviamo ad imparare qualcosa in più su di esso. Gli alcoli sono molecole composte da idrogeno, ossigeno e carbonio. L'etanolo commestibile è un prodotto chimico che si trova nelle bevande alcoliche. E' ciò a cui la maggior parte delle persone si riferisce quando pronuncia la parola alcol. L'isopropanolo e il propanolo, meglio conosciuti come alcool isopropilico (alcol etilico denaturato), sono altri due tipi di alcoli che possono essere trovati comunemente nei disinfettanti per la loro caratteristica di essere facilmente solvibili nell'acqua, analogamente all'etanolo commestibile.

L'alcol uccide i patogeni che causano malattie attraverso la rottura delle loro proteine e la scissione delle loro cellule o attraverso l'alterazione del metabolismo cellulare. I prodotti che contengono circa il 30% di alcol sono comunque in grado di uccidere alcuni germi, ma la loro efficacia aumenta con l'aumento della quantità di alcol contenuto nel prodotto. Studi dimostrano che l'alcol può uccidere vari virus e batteri se la sua concentrazione è maggiore del 60%, ma si rivela più efficace a concentrazioni maggiori. L'efficacia dell'alcol culmina al 90%.

Un altro fattore positivo dell'alcol è che i batteri non possono sviluppare una resistenza ad esso. Inoltre, l'alcool non perde la sua efficacia man mano che lo utilizziamo.

L'etanolo è estremamente potente e alcuni studi hanno reso manifesto che, se esso è utilizzato ad alte concentrazioni, può uccidere tre specie di batteri che possono causare malattie: Staphylococcus saprophyticus, Serratia marcescens ed Escherichia coli se comparato al semplice lavaggio regolare delle mani con un sapone antibatterico. l'alcol non è efficace su germi come il Clostridium difficile e il Norovirus che può causare diarrea e divenire potenzialmente letale, o sul Cryptosporidium il quale è un parassita che può causare una malattia con manifestazioni diarroiche chiamata criptosporidiosi. Gli igienizzanti per le mani non possono rimuovere sostanze chimiche come i metalli pesanti o i pesticidi e non sono efficaci in caso di mani unte o sporche. In tali circostanze il sapone e l'acqua si dimostrano più efficaci.

Alcuni studi hanno dimostrato che gli igienizzanti che contengono cloruro di benzalconio come ingrediente attivo sono efficaci alla stessa maniera, se non più efficaci, dell'alcol nell'uccisione dei batteri. Il cloruro di benzalconio necessitadi una concentrazione dello 0,13% per essere efficace. Questo igienizzante per le mani è stato chiamato HandClens. Lo scienziato che ha creato questo prodotto lavorava in un laboratorio che da allora è stato chiuso. Questo non significa che esso non sia efficace, semplicemente non sono state effettuate abbastanza ricerche per scoprire se è migliore dell'alcol. Il cloruro di benzalconio potrebbe essere nocivo per alcune persone a concentrazioni molto alte.

Il CDC ci informa che gli igienizzanti per le mani che non contengono alcool potrebbero non uccidere i germi, ma soltanto ridurne la crescita invece di ucciderli completamente. Per avere l'efficacia migliore contro i germi, l'igienizzante per le mani necessita di una percentuale di alcol del 60% minimo.

Gli Igienizzanti per le Mani sono Sicuri?

C'è chi sostiene che utilizzare un igienizzante per le mani non è di beneficio in quanto previene lo sviluppo di una naturale resistenza umana ai germi. Non c'è nessuna evidenza a favore di questa affermazione. L'alcool è sicuro da utilizzare come antisettico e non dovrebbe avere nessun effetto tossico sulla pelle. Tuttavia, l'utilizzo ripetuto può causare irritazione moderata o secchezza. Alcuni studi hanno dimostrato che l'utilizzo ripetuto è meno irritante rispetto al lavaggio costante delle mani col sapone. Se la nostra pelle è danneggiata, l'alcool probabilmente la irriterà di più, ma è preferibile per noi avere un'irritazione o contrarre e diffondere una malattia?

Alcuni medici direbbero ai genitori di non prendere un gatto se non vogliono che i loro bambini sviluppino un'allergia ai gatti. questo è stato detto per gli scorsi 50 anni. Tuttavia ci sono maggiori prove a favore del fatto che se abbiamo dei gatti potremmo sviluppare delle protezioni verso alcune allergie. Questa è simile alla dichiarazione precedente, ma non c'è nessuna prova scientifica a sostegno di quest'idea in un modo o in un altro.

Sono Efficaci nel Prevenire l'Influenza?

Sono la migliore protezione per qualunque tipo di ceppo influenzale. Gli igienizzanti per le mani sono molto efficaci nel controllare la diffusione dei virus influenzali.

Gli igienizzanti per le mani combattono solamente le influenze e i raffreddori?

Gli igienizzanti per le mani hanno effetto su molte malattie virali e batteriche differenti. A seconda del batterio o del virus con cui si ha a che fare, esso potrà essere più o meno vulnerabile o tollerante degli igienizzanti. Ciò di cui la maggior parte della popolazione si dovrà preoccupare nel corso della sua vita quotidiana, come le infezioni gastrointestinali e respiratorie, è causato da virus o batteri per la maggior parte molto vulnerabili agli igienizzanti per le mani.

Gli Operatori Sanitari dovrebbero Utilizzare Igienizzanti per le Mani?

Chi lavora in un ambiente in cui entra in contatto con esseri umani in maniera sistematica potrebbe passare il germe da paziente a paziente. Sarà quindi d'aiuto tutto ciò che agisce a favore del controllo delle infezioni e della prevenzione delle stesse.

Abbiamo spesso avuto l'inconveniente di osservare gli operatori sanitari lamentarsi delle linee guida sul lavaggio frequente delle mani, perché di solito è molto sconveniente doversi fermare ogni manciata di minuti per riservare del tempo all'igiene delle mani. Avere un flacone di igienizzante per le mani in ogni sala analisi o camera di degenza, con cui il dottore può pulire le mani prima di toccare un paziente, rende il processo più veloce e semplice rispetto a dovere andare al lavabo per poi lavarsi con acqua e sapone. Tutto ciò può aiutare a ridurre la trasmissione dei germi. L'igienizzante per le mani si rivela essere un successo su tutti i fronti.

Hanno una Scadenza?

In realtà no, l'igienizzante per le mani non ha una scadenza. Nel flacone potremmo vedere con tutta probabilità una data di scadenza perché l'FDA comunica ai produttori che bisogna riportare sulla confezione alcune diciture specifiche, come ad esempio una data di scadenza. Questa data indica l'ultima data nella quale gli ingredienti del prodotto dovrebbero essere efficaci. Non ha importanza se il produttore ha eseguito dei test per comprendere quanto a lungo il prodotto rimane sicuro o se hanno pensato loro stessi a una data. L'FDA dice ai produttori di fare dei test, ma non tutti li fanno.

L'alcol è un composto chimico che ha una lunga durata secondo il Safety sheet della Sigma Aldrich, compagnia fornitrice di prodotti chimici. Ciò significa che se l'igienizzante per le mani è ben chiuso e conservato a temperatura ambiente stabile rimarrà della stessa consistenza per un lungo, lungo periodo.

L'alcol può evaporare facilmente perché ha un punto di ebollizione molto basso e, dopo un po' di tempo, man mano che la boccetta viene aperta e chiusa spesso, parte dell'alcol può fuoriuscirne e la sua concentrazione può iniziare a ridursi. Se teniamo la bottiglia chiusa a una temperatura ambiente stabile, potremo avere un prodotto efficace per un lungo, lungo periodo.

Quando e Come Utilizzare l'Igienizzante?

Il CDC ci informa che dobbiamo lavarci le mani col sapone e l'acqua ogni qual volta ne abbiamo l'opportunità in quanto lavarsi le mani può ridurre la quantità di sostanze chimiche e germi sulle nostre mani. Se non abbiamo sapone e acqua a disposizione, possiamo utilizzare un igienizzante per le mani per aiutarci ad evitare la diffusione dei germi e a mantenere la salute. La guida per utilizzare gli igienizzanti per le mani è stata creata sulla base di informazioni pervenute da molti studi differenti.

Gli igienizzanti per le mani con base alcolica possono ridurre i microbi sulla superficie delle mani, ma non ci permettono di liberarci da tutti i germi. Perché non sono in grado di uccidere tutti i germi? Il sapone e l'acqua tendono a uccidere certi tipi di germi in maniera più efficace degli igienizzanti per le mani. Anche se gli igienizzanti sono in grado rendere molti microbi inattivi, si rivelano efficaci se utilizzati nelle modalità appropriate. Potremmo infatti non utilizzare un'adeguata quantità di igienizzante oppure rimuoverlo troppo presto.

Gli igienizzanti per le mani non si rivelano altrettanto efficaci sulle nostre mani nel caso in cui siano coperte di grasso o di sporco. Per quale motivo? gli studi hanno dimostrato l'efficacia degli igienizzanti in ambienti come: ambulatori medici, ospedali, strutture sanitarie di emergenza etc. dove le mani entrano in contatto con i germi più di frequente, ma si è dimostrato che non agiscono sulle mani estremamente sporche.

I dati hanno dimostrato che gli igienizzanti possono agire su alcuni germi soltanto se le mani sono lievemente sporche. Se invece queste dovessero essere molto sporche o unte, ad esempio dopo che abbiamo maneggiato del cibo, praticato sport, lavorato nel giardino, o se siamo andati a pesca o in campeggio, gli igienizzanti non si riveleranno altrettanto efficaci. In questi casi dovremmo assolutamente lavarci le mani con l'acqua e il sapone.

Gli igienizzanti potrebbero non rimuovere metalli pesanti, pesticidi e sostanze chimiche dannose dalle nostre mani. Sebbene non tanti studi siano stati effettuati a proposito della tipologia di sostanze chimiche che gli igienizzanti sono in grado di rimuovere, uno studio ha riscontrato che alcuni fruitori regolari di igienizzanti per le mani avevano un più alto livello di pesticidi nel sangue. Se entriamo in contatto con sostanze chimiche dannose per la nostra salute, laviamoci accuratamente le mani con acqua e sapone.

Se non abbiamo acqua e sapone a portata di mano, potremmo utilizzare l'igienizzante per le mani. La gran parte degli studi hanno rivelato che gli igienizzanti per le mani costituiti da una concentrazione alcolica tra il 60% e il 90% sono i migliori nell'uccidere i germi se comparati a quelli con minore concentrazione di alcol. Questi ultimi possono ridurre la crescita dei germi invece di ucciderli.

Quando utilizziamo gli igienizzanti per le mani, dobbiamo applicarli nel palmo della mano e spalmarli poi sulla superficie di entrambe le mani fin quando non saranno completamente asciutte. Questi step di utilizzo erano basati sulle procedure raccomandate dal CDC. Insegnare le persone a spalmare completamente il prodotto su ogni parte di superficie della mano si è rivelato essere il miglior metodo di disinfezione.

Mai ingerire l'igienizzante per le mani in quanto ciò può causare avvelenamento da alcol. Gli igienizzanti per mani a base di alcol etilico sono sicuri solo se utilizzati secondo le direttive, ma se ne viene ingerita anche solo una piccola quantità si può incorrere in avvelenamento da alcol.

Tra gli anni 2011 e 2015, il centro antiveleni degli Stati Uniti ha ricevuto oltre 85.000 chiamate in merito agli igienizzanti per le mani e i bambini. I bambini potrebbero accidentalmente ingerire gli igienizzanti se sono profumati, hanno un colore luminoso o una bella confezione. Gli igienizzanti per le mani, così come ogni prodotto chimico presente nelle nostre case, necessita di essere tenuto lontano dalla portata dei bambini. Esso dovrebbe essere applicato solo sotto la supervisione degli adulti. Utilizzare coperchi a prova di bambino può ridurre la probabilità di avvelenamento nei bambini piccoli. Gli adulti e i bambini più grandi potrebbero ingerire gli igienizzanti sanitari per tentare di ubriacarsi.

Cinque Pericoli Nascosti

Di questi tempi, gli igienizzanti per le mani sono diventati la norma per la maggior parte delle persone. Quando li applichiamo sentiamo una sensazione refrigerante e poi li spalmiamo nelle mani. Istantaneamente, ci sentiamo più puliti.

Sembra proprio un'alternativa più semplice rispetto al lavarsi le mani con l'acqua. È un'alternativa comoda, portatile e veloce, specialmente quando non c'è a disposizione acqua corrente pulita nelle vicinanze.

Gli Igienizzanti per le mani possono essere trovati in forma liquida, in forma di gel o di spuma. Di solito questi igienizzanti contengono un tipo di alcol, glicerina, profumo e acqua, ma esistono anche altri igienizzanti per le mani che contengono dei componenti chiamati Triclocarban o triclosano. Questi ingredienti si possono trovare nei dentifrici o nei saponi. Sono normalmente definiti come antisettici, antimicrobici o antibatterici.

L'FDA dichiara che il triclosano potrebbe non portare necessariamente dei rischi perché i suoi rischi non sono stati provati fino ad ora.

Anche se l'utilizzo degli igienizzanti per le mani è completamente sicuro, potremmo finire per abusarne. Il loro abuso può esporci ad alcuni fattori che possono nuocere al nostro corpo in varie modalità.

Di seguito sono riportati i cinque pericoli che potresti non conoscere:

1. Sostanze chimiche tossiche

Se disponi di un igienizzante per le mani profumato, esso sarà probabilmente carico di tantissime sostanze chimiche pessime.

Gli ftalati sono sostanze chimiche utilizzate in molte fragranze sintetiche. Esse distruggono il sistema endocrino alterando lo sviluppo dei genitali. Dovremmo anche prestare particolare attenzione all'eventuale presenza dei parabeni. La maggior parte dei prodotti di cura della pelle li contengono. Si tratta di conservanti che possono estendere la durata del prodotto.

2. La resistenza agli antibiotici

Gli antibiotici sono estremamente efficaci nel debellare i batteri, ma cosa potrebbe accadere se il nostro corpo creasse una resistenza a un antibiotico e poi promuovesse la resistenza del batterio?

Il triclosano può rendere il corpo umano resistente agli antibiotici. Tutte le volte in cui utilizziamo un igienizzante per le mani, vi è la possibilità che la resistenza nei confronti di certe malattie possa diminuire in quanto si stanno debellando dei batteri benefici che lavorano per proteggere il nostro corpo dai batteri nocivi.

Durante uno studio fatto al CDC, si è scoperto che gli operatori sanitari che avevano utilizzato gli igienizzanti per le mani con frequenza maggiore del sapone e dell'acqua erano più a rischio di contrarre il Norovirus il quale può condurre a casi acuti di gastroenterite.

Essere esposti frequentemente agli antibiotici o utilizzare gli antibiotici in maniera impropria può indurci a sviluppare una resistenza batterica. Ciò renderà più difficili o quasi impossibili le cure.

3. Sistema immunitario indebolito

Dal momento che molti igienizzanti per le mani contengono il triclosano, dobbiamo essere molto attenti quando li utilizziamo. Com abbiamo già espresso in precedenza, il triclosano ha l'abilità di nuocere al sistema immunitario. E' di fondamentale importanza per noi mantenere un sistema immunitario sano per proteggerci dalle malattie.

I ricercatori hanno scoperto che il triclosano può intaccare il sistema immunitario in maniera negativa. Può compromettere il sistema immunitario prendendo le persone più suscettibili allo sviluppo di allergie e può renderci anche più vulnerabili al bisfenolo A, un composto chimico altamente tossico. Esso può essere presente nella plastica. Secondo uno studio, gli adolescenti e i bambini con alti livelli di triclosano sono stati diagnosticati più frequentemente con allergie e febbre da fieno rispetto agli altri.

4. Disturbi del sistema ormonale

Un altro problema relativo al triclosano è quello ormonale. L'FDA dichiara che il triclosano può provocare disturbi nella produzione di ormoni, fattore che a sua volta causa un mutamento delle proprietà antimicrobiche contenute dal batterio. Tutto ciò favorisce lo sviluppo un maggior numero di ceppi resistenti agli antibiotici. Alcune ricerche hanno dimostrato che il triclosano può alterare la maniera in cui i nostri ormoni svolgono le proprie funzioni. Questo solleva preoccupazioni e sono necessarie ulteriori ricerche in tal proposito per comprendere in quale maniera questo può influenzare il corpo umano.

5. Avvelenamento da alcol

Anche nel caso in cui l'igienizzante per le mani non contenga triclosano, esso non si rivela completamente sicuro. L'alcol è l'ingrediente principale degli igienizzanti per le mani in quanto è l'elemento che uccide i batteri. L'FDA e il CDC suggeriscono l'utilizzo di alcol etilico e alcol isopropilico o l'insieme dei due con una concentrazione minima del 60%.

Durante il mese di marzo del 2012, 6 adolescenti californiani sono stati portati in ospedale a causa di avvelenamento da alcol dopo avere ingerito un igienizzante. Questo lo rende l'ultimo prodotto della casa da considerare quando si ricerca l'ebbrezza. Berne soltanto qualche spruzzo è comparabile a bere alcuni shot di liquore.

Ma non solo gli adolescenti, anche dei bambini hanno accidentalmente ingerito gli igienizzanti.

L'igienizzante per le mani ha il suo scopo, ed è positivo averne uno a portata di mano quando non si trova acqua corrente nelle vicinanze, ma deve essere utilizzato con parsimonia e deve essere tenuto lontano dai bambini.

CAPITOLO 3: RICETTE DI IGIENIZZANTI PER LE MANI

Abbiamo parlato in precedenza della necessità di avere una buona igiene e disinfezione, Ciò significa che dobbiamo assicurarci di avere un buon igienizzante per le mani a disposizione ogni qualvolta dovessimo averne la necessità, specialmente in situazioni in cui l'acqua corrente e il sapone non sono reperibili. Ora daremo uno sguardo a diverse ricette di igienizzanti per le mani che possiamo realizzare e tenere con noi. Anche se è possibile reperire con facilità gli igienizzanti per le mani nei negozi, realizzarne uno con le proprie mani può rivelarsi utile e divertente.

Quando ci inoltreremo nella lettura di queste ricette di igienizzanti, scopriremo che alcune non richiedono l'utilizzo dell'alcool e utilizzano ingredienti completamente naturali. Tutte queste ricette ci aiuteranno a pulirci le mani al bisogno, ma nessuna di queste è stata testata in laboratorio per provare la sua efficacia contro certe malattie, in modo particolare le ricette che hanno ingredienti totalmente naturali.

Se abbiamo la necessità di utilizzare un igienizzante al fine di prevenire una malattia, secondo il CDC, dovremmo impiegare un igienizzante per le mani contenente almeno il

60% di alcool. Detto questo, quelli non contenenti alcol sono altrettanto buoni per una pulizia rapida delle mani se non vi è la preoccupazione di una malattia.

Un elemento da tenere a mente quando realizziamo il nostro igienizzante è la ragione per cui lo stiamo realizzando. E' necessario accertarsi che anche gli oggetti che utilizziamo siano stati igienizzati adeguatamente. Altrimenti, tutta la ricetta sarà contaminata. Per igienizzare in maniera adeguata i materiali, dobbiamo lavarli accuratamente con acqua calda saponosa e poi risciacquarli in acqua corrente pulita. Possiamo anche fare un passo in più immergendoli in una soluzione disinfettante igienizzante. La soluzione igienizzante sarà all'incirca di tre litri e mezzo di acqua calda mischiata con un cucchiaio di candeggina non profumata. Immergiamo dunque i nostri oggetti nella soluzione igienizzante, non lasciamoli a lungo e poi posizionamoli in uno scolapiatti pulito per lasciarli asciugare, asciugarli con un panno li contaminerebbe di nuovo.

L'OMS ci comunica che una volta che abbiamo realizzato il nostro igienizzante per le mani, dobbiamo farlo riposare per almeno 72 ore, questo darà all'igienizzante la possibilità di uccidere qualunque batterio possa essersi infiltrato nella miscela durante il processo.

la durante il processo.

Potremmo notare anche che molte di queste ricette richiedono oli essenziali. Acquistare oli essenziali può essere un'impresa dal momento che esistono svariate opzioni nel mercato, ma non tutte sono di buona qualità. E' importante che acquistiamo oli essenziali di alta qualità, specialmente per quanto concerne gli igienizzanti che fanno affidamento sul potere antimicrobico degli oli.

Prima di addentrarci nella ricetta, vorremo spiegare brevemente qualcosa a proposito degli oli essenziali al fine di essere certi di procurarci quelli più adatti per la realizzazione dei nostri igienizzanti.

Gli oli essenziali sono oli concentrati derivati da una pianta. Molti oli sono estratti dalla pianta attraverso la pressatura a freddo o distillazione in corrente di vapore. Gli oli sono estremamente potenti, ecco perché non è una buona idea applicarli direttamente sulla pelle senza diluirli. Gli oli essenziali si trovano in tante cose: dall'incenso ai profumi, dai cosmetici ai condimenti.

Quando si tratta di scegliere degli oli essenziali, la prima cosa da fare è sentirne l'odore. Non dobbiamo prendere la boccetta e odorarla. Ciò potrebbe provocarci mal di testa perché l'olio è forte. Togliamo semplicemente il coperchio, teniamola a circa 12 centimetri di distanza da noi e poi odoriamola. Non dobbiamo mai applicare l'olio non diluito sulla pelle perché potremmo esserne allergici. Dovremmo, inoltre, fare delle pause mentre odoriamo per non sovraccaricare i nostri sensi. Ciò, infatti, potrebbe portarci ad avere difficoltà nel discernimento delle varie note delle fragranze.

Una buona regola è quella di evitare le compagnie che vendono allo stesso prezzo tutti i loro oli essenziali. Il processo di estrazione può variare considerevolmente a seconda del luogo e non ha nessun senso che un olio essenziale di agarwood , il cui prezzo è di circa 800 dollari per 23,5 ml, venga valutato a un prezzo simile a quello dell'olio essenziale di limone che è di circa 15 dollari per 23,5 ml. L'economicità dei prezzi suggerisce che l'olio è di bassa qualità o sintetico. Il prezzo dell'olio è basato sulla quantità di materia prima utilizzata.

Inoltre, non dovremmo mai comprare oli essenziali che sono stati diluiti con oli vegetali. Per capire se sono stati diluiti, facciamone gocciolare un po' su un foglio. Nel caso in cui venga a formarsi un cerchio oleoso, allora è probabile che contenga olio vegetale. Scegliamo oli da compagnie che etichettano i loro prodotti segnando il nome comune, il nome scientifico e il paese d'origine. Questo ci permetterà di sapere se stiamo acquistando il giusto olio a differenza del caso in cui sia presente solo il nome comune. Ad esempio, l'olio di sandalo può derivare da differenti tipi di sandalo.

Gli oli essenziali reali sono sempre venduti in bottiglie blu o di ambra scura. Il vetro chiaro permette alla luce di entrare e di far andare a male l'olio. Gli oli essenziali non dovrebbero mai essere venduti in contenitori di plastica perché gli oli non diluiti possono far sciogliere la plastica e contaminarla. Dovremmo anche preferire una quantità minore ad una maggiore in quanto un contenitore da 10ml ci durerà diversi mesi. Se ne compriamo troppo, il prodotto probabilmente si guasterà prima di utilizzarlo.

Di solito gli oli dovrebbero essere utilizzati entro l'anno, ma la loro durata può variare. Possiamo farla estendere conservandoli nel frigo, ma non nel freezer.

Igienizzante mani #1

- Olio essenziale - è facoltativo, possiamo utilizzare alcune gocce di lavanda o di Tea tree oil.

- Olio di vitamina E oppure glicerina vegetale, 5 cucchiaini - facoltativo, ma arricchisce di proprietà nutrienti.

- Aloe Vera, 1 cucchiaio – impedisce all'alcol di seccare le nostre mani.

- Alcol di 190°, 3 cucchiai - deve essere almeno di 120°, Altrimenti possiamo utilizzare alcool isopropilico (70%+).

Per realizzare il nostro igienizzante per le mani, tutto ciò che dovremo fare sarà aggiungere gli ingredienti in una ciotola e miscelarli insieme. Quando saranno mischiati, mettiamo l'igienizzante in un tubetto spremibile per renderlo semplice da utilizzare. Questa ricetta ci fornisce 59 ml circa di igienizzante.

Igienizzante mani naturale #1

Questo è un ottimo igienizzante per mani fatto in casa perché è composto unicamente da ingredienti naturali e riceve tutte le sue magnifiche proprietà antibatteriche e antivirali da un cocktail di oli essenziali. Anche se l'efficacia di questo particolare igienizzante per le mani non è mai stata testata in laboratorio, esso contiene ingredienti antimicrobici generalmente accettati che dovremmo essere felici di applicare sulle nostre mani e nelle mani di coloro che amiamo.

- Acqua distillata - o almeno filtrata, bollita e fatta raffreddare.
- Tea tree oil, 5 gocce.
- Olio essenziale d'arancia, 5 gocce.
- Olio essenziale di limone, 5 gocce.
- Hamamelis con aloe, vodka o alcool con gradazione 190°, 3 cucchiai.
- Olio di vitamina E, 5 gocce - facoltativo.
- Flacone spray scuro da 59 ml.

Apriamo il flacone spray e aggiungiamo l'olio di vitamina E insieme all'alcool o all'hamamelis e agli oli essenziali. Rimettiamo il coperchio e agitiamo bene il flacone per un tempo che va dai 15 ai 20 secondi per fare in modo che il contenuto si mischi bene.

Apriamo nuovamente il flacone e riempiamo la parte restante di acqua distillata. Rimettiamo il coperchio e agitiamo ancora dai 15 ai 20 secondi. Ora possiamo stampare un'etichetta da applicare alla boccetta così da sapere esattamente cosa ci sia all'interno. Quando desideriamo utilizzare questo igienizzante, assicuriamoci di agitarlo prima e poi spruzziamolo liberamente nelle nostre mani e strofiniamole finché non sono asciutte.

Ora prendiamoci un momento per parlare degli ingredienti di queste ricette particolari. Gli oli essenziali di limone e arancia sono disinfettanti naturali. È stato dimostrato che il Tea tree oil può uccidere funghi, muffe, batteri e virus. Inoltre, gode di proprietà antinfiammatorie.

Se tendiamo ad essere sensibili alla luce, è meglio utilizzarli con cautela. Sia l'olio d'arancia che quello di limone possono causare fotosensibilità. Ciò significa che la nostra pelle sarà più sensibile alla luce del sole. Gli oli di questa ricetta sono molto diluiti, ma è meglio utilizzarli con cautela se siamo soggetti a scottature. Vi sono molti oli essenziali differenti che hanno proprietà antisettiche, quindi si può sempre provare a utilizzare quelli che non causano fotosensibilità.

L' hamamelis o l'alcool sono utilizzati per diluire gli oli essenziali e per aggiungere ulteriori proprietà antisettiche. L'Hamamelis, in questa ricetta, è l'elemento con minore proprietà antimicrobiche, ma può nutrire la pelle delle nostre mani, specialmente se ne cerchiamo uno contenente aloe vera . La vodka, o qualunque alcool, è lo standard di riferimento per ciò che concerne le proprietà antimicrobiche. La maggior parte della vodka che possiamo trovare nei negozi ha una percentuale che va dal 40% al 45% di alcol, ciò significa che ha una gradazione che va dagli 80° ai 90 °. Questa ricetta la diluirà ulteriormente. Tutto ciò lo rende un igienizzante moderato. Se desideriamo le più alte proprietà antimicrobiche dovremmo utilizzare l'etanolo ad alta gradazione come l'Everclear. È alcool non diluito con percentuale 95% e una volta mescolato nella ricetta la stessa scenderà tra il 70% a il 75%. Esso tende a essere molto disidratante

Igienizzante mani #2

- Oli essenziali, 10 gocce - l'olio di lavanda è una buona opzione, ma possiamo utilizzare anche il succo di limone

- Gel di Aloe Vera, 59 ml

- Alcol isopropilico, 177 ml

Aggiungiamo il tutto in una ciotola e mescoliamo. Possiamo usare una frusta per farlo di modo che si trasformi in un gel. Un mixer elettrico potrebbe essere più semplice da usare. Utilizzando un imbuto, versiamo la miscela in un tubetto spremibile per garantirgli un utilizzo semplice. Mettiamo l'etichetta al tubetto e scriviamo "igienizzante mani" di modo che nessuno possa scambiarlo per qualcos'altro.

Igienizzante mani #3

- Tea tree oil
- Gel di Aloe Vera, 3 cucchiai
- Alcol isopropilico, 9 cucchiai

Tutto ciò che dovremo fare sarà mischiare insieme l'aloe con l'alcol e poi aggiungere qualche goccia di Tea tree oil per conferirgli un profumo più gradevole. Esso gli conferirà inoltre delle proprietà antimicrobiche.
Versiamo in un tubetto spremibile o un flacone a pompetta e applichiamo l'etichetta. Possiamo anche modificare le dimensioni di questa ricetta facilmente. Ciò di cui abbiamo bisogno è accertarci di mantenere un rapporto di 3:1 tra l'alcol e il gel di aloe vera.

Igienizzante mani #4

- Flacone Spray
- Acqua distillata, 89 ml circa
- Perossido di idrogeno, 1 cucchiaio
- Glicerina o glicerolo, 1 cucchiaino
- Alcol isopropilico, 355 ml circa

Gran parte delle ricette fino ad ora descritte si presentano sotto forma di gel e, sebbene efficaci, tendono a lasciare le mani appiccicose, il che può essere fastidioso. Questo è un igienizzante spray con una potenza maggiore rispetto a tutti gli igienizzanti descritti finora e che descriveremo in seguito. È realizzato utilizzando come base le raccomandazioni dell'OMS. Inoltre, questa ricetta utilizza il glicerolo che consente alle nostre mani di non disidratarsi con l'alcool. Generalmente lo possiamo trovare sul web, ma nel caso non dovessimo trovarlo, dobbiamo assicurarci di nutrire la pelle delle nostre mani dopo averlo utilizzato.

Bene, iniziamo mischiando l'alcol e il glicerolo finché non sono ben amalgamati. Mescoliamo il perossido di idrogeno con l'acqua distillata. Se non disponiamo di acqua distillata, possiamo anche far bollire l'acqua del rubinetto e lasciare che si raffreddi prima di utilizzarla. Se non disponiamo della più alta concentrazione di alcool isopropilico, facciamo in modo di non utilizzare troppa acqua per poter mantenere la potenza dell'alcol.

Poi versiamo la miscela all'interno di flaconcini spray. Quando vogliamo usare questo igienizzante, lo possiamo spruzzare nelle mani, strofinandole poi finché non si asciugano. Possiamo utilizzarlo anche come come sostituto dello spray igienizzante.

Igienizzante mani #5

- Alcol 190 gradi, da 3 a 4 cucchiai
- Olio essenziale di limone, 6 gocce
- Olio essenziale di abete, 10 gocce
- Olio essenziale Tea tree oil, 20 gocce
- Glicerina vegetale, mezzo cucchiaino

Mettiamo gli oli essenziali e la glicerina in un flacone spray di vetro da 59 ml circa. Agitiamo il tutto e poi aggiungiamo alcol nel flacone fino a riempirlo quasi completamente. Rimettiamo il coperchio e agitiamo finché il tutto non si sarà ben mischiato. Prima di utilizzare l'igienizzante agitiamo il flacone delicatamente, Spruzziamolo poi sulle mani e infine spalmiamolo su di esse finché non sono asciutte.

Igienizzante mani naturale #2

- Olio essenziale Germ destroyer, 20 gocce
- Gel Aloe Vera, 59 ml

Mescoliamo i due ingredienti fino a che non si saranno amalgamati e versiamoli in un tubetto in silicone riutilizzabile. Possiamo utilizzare l'igienizzante ogni volta che ne abbiamo bisogno.

Potresti non aver mai sentito parlare dell'olio essenziale Germ Destroyer, si tratta di una miscela di oli essenziali particolarmente popolare tra gli amanti degli igienizzanti green. La miscela di oli essenziali include: limone biologico per una sferzata di energia, maggiorana biologica e lavanda per il rilassamento, tsuga canadiensis e Rosalina per la congestione. La miscela di oli essenziali può essere utilizzata anche per altri scopi. Ad alcune persone piace mischiarla agli oli vegetali per poi applicarla sul petto del proprio bambino come un decongestionante naturale. Può anche essere mischiata agli spray detergenti per disinfettare la propria casa. Se non desideriamo acquistare una miscela, possiamo semplicemente aggiungere qualche goccia di ciascuno degli oli essenziali menzionati prima.

Igienizzante mani naturale #3

- Olio di vitamina E, 1 cucchiaino
- Hamamelis, alcol isopropilico, o in alternativa etanolo, 59 ml circa
- Gel di Aloe Vera, 29 ml circa
- Tea tree oil, 25 gocce

- Olio essenziale di citronella, 6 gocce
- Olio essenziale di lavanda, 10 gocce
- Flacone spray di vetro, 29 ml circa

In questa ricetta realizzeremo una quantità di igienizzante tale da riempire due flaconi da 59 ml circa.

Aggiungiamo l'olio di vitamina E e gli oli essenziali in un piccolo contenitore di vetro o in una ciotola e mescoliamoli insieme. Aggiungiamo l'hamamelis o l'alcool e mischiamo ancora il tutto. Versiamo poi il miscuglio nel gel d'aloe vera e mescoliamo ancora una volta.

Trasferiamo il miscuglio in dei flaconi spray puliti. Utilizzare flaconi colorati ci aiuterà a proteggere gli oli essenziali dai raggi solari. È un ottimo igienizzante da portare con noi in viaggio e può facilmente essere tenuto in una borsetta o in uno zaino. Assicuriamoci di agitare delicatamente il flacone prima dell'uso. Possiamo anche mischiare il tutto e trasferirlo in un flacone a pompetta per conservarlo in casa. Con l'utilizzo dell'alcool e della vitamina E, l'igienizzante dovrebbe essere in grado di durare per svariati mesi perché essi agiscono come conservanti.

Igienizzante mani naturale #4

- Olio di vitamina E, 1 cucchiaino
- Gel di Aloe Vera 3 cucchiai
- Alcol etilico denaturato o Hamamelis, 1 cucchiaio
- Olio essenziale, 3 gocce – Utilizziamo oli essenziali con proprietà purificanti. Questi includono la miscela Thieves, l'eucalipto, il rosmarino, la cannella, la menta piperita, olio di chiodi di garofano, timo e lavanda.
- Tea tree essential oil, 2 gocce

Tutto ciò che dovremo fare per realizzare questo igienizzante per le mani sarà versare tutti gli ingredienti in una ciotola e mescolarli insieme, poi spostare la miscela in un tubetto spremibile ed è fatta. Potremmo aver bisogno di agitare l'igienizzante per un po' prima di utilizzarlo in quanto gli oli essenziali hanno la tendenza a separarsi.

Igienizzante mani 3 in 1

- Acqua distillata
- Tea tree oil
- gel di Aloe Vera

Per realizzare questa ricetta, dovremo scegliere quale tipologia di igienizzante preferiamo tra gel, lozione, o liquido. Se preferiamo un igienizzante in gel avremo bisogno di un tubetto spremibile. Gli igienizzanti liquidi necessitano invece di un flacone spray, mentre la lozione si adatta bene ai flaconi a pompetta. se desideriamo igienizzanti da portare con noi dovremo utilizzare flaconi grandi dai 118 ml ai 177 ml circa. Ognuna di queste tipologie di igienizzante vedrà una variazione specifica degli ingredienti elencati sopra.

Per l'igienizzante in gel dovremmo utilizzare solo il gel di Aloe vera e il Tea tree oil. Se vogliamo evitare che sia appiccicoso, assicuriamoci di acquistare un gel di Aloe Vera di alta qualità. Assicuriamoci, inoltre, che sia per il 100% aloe. Prendiamo il nostro tubetto spremibile e riempiamolo quasi completamente con il gel di Aloe. Aggiungiamo da 2 a 8 gocce di Tea tree oil. La quantità di olio da utilizzare dipenderà dalla qualità del nostro olio. Mischiamo il tutto e poi rimettiamo il coperchio.

Per realizzare l' igienizzante mani liquido utilizzeremo solo il Tea tree oil e l'acqua distillata. Iniziamo riempiendo il flacone spray con acqua distillata. Per un flacone grande dalle ai 118 ml ai 177 ml circa, avremo bisogno di aggiungere dalle 2 alle 8 gocce di Tea tree oil a seconda della qualità del nostro olio.

Agitiamo per farli mischiare bene insieme. Prima di utilizzare l'igienizzante dovremo agitarlo.

Per la lozione igienizzante utilizzeremo tutti e tre gli ingredienti. Riempiamo la nostra bottiglia a metà con acqua distillata. Aggiungiamo un po' di aloe mischiando dopo ogni aggiunta, fin quando non si raggiunge la consistenza desiderata. Possiamo utilizzare più acqua se ne abbiamo bisogno. Ancora una volta, aggiungiamo al mix da 2 a 8 gocce di Tea tree oil. Se per la nostra lozione utilizziamo un flacone a pompetta più grande, avremo bisogno di utilizzare più Tea tree oil.

Hand Sanitizer #6

- Olio essenziale di lavanda, 2 gocce
- Olio essenziale di chiodi di garofano, 2 gocce
- Olio essenziale di cannella , 4 gocce
- Olio essenziale di arancia, quattro gocce
- Alcool, 15 l
- Hamamelis, 29 ml circa
- Gel di Aloe Vera, 78 ml

Come sempre dovremo assicurarci che l'alcol che stiamo utilizzando abbia una percentuale del 60% o più, Ecco perché la maggior parte delle persone gradisce utilizzare l'alcol Everclear oppure l'alcol etilico denaturato con percentuale del 99%. Mescoliamo tutti i nostri ingredienti insieme e poi mettiamoli in un tubetto spremibile.

CAPITOLO 4: SALVIETTE DISINFETTANTI FATTE IN CASA

Alle compagnie piace farci credere che abbiamo bisogno di salviette per ogni singola cosa che abbiamo in casa. Ad esempio per pulire le parti intime dei bimbi, il viso, il bagno, le scrivanie, il rubinetto etc. e ammetto di aver acquistato spesso anch'io queste salviette. Ne tenevo un contenitore sotto ogni lavabo. Il loro posto era vicino agli altri igienizzanti chimici e alla carta assorbente.

Un giorno, svegliandomi, ho realizzato che erano uno spreco e che avevo speso un sacco di soldi nel corso degli anni per acquistarle. Che ne era stato dell'utilizzo della spugna, del vecchio asciugamano o del vecchio straccio per pulire e disinfettare le superfici? Qui tempi sono da tempo svaniti da quando le compagnie hanno imparato a produrre salviette piene di ogni sorta di sostanza chimica dannosa per la salute. Le hanno realizzate di modo che fossero veloci e comode e affinché non dovessimo starci tanto a pensare. Queste compagnie non possono guadagnare se noi teniamo saldi i nostri portafogli e impariamo a realizzare le nostre salviette disinfettanti personali.

Alcune ricette che troveremo di seguito richiedono l'utilizzo della carta assorbente la quale solitamente viene buttata, ma la differenza sta nel fatto che le realizzeremo con detergenti salutari che non nuoceranno alle nostre famiglie o ai nostri animali. In altre ricette utilizzeremo materiali riutilizzabili come vecchi calzini spiati, maglie tagliate, lenzuoli tagliati, vecchi asciugamani etc.

Nessun Bisogno delle Salviette in Commercio

La maggior parte delle persone spende più di 70 dollari ogni anno in salviette detergenti. Queste sono confezionate con la plastica e vengono buttate nella spazzatura. Noi possiamo scegliere se prediligere l'utilizzo della carta assorbente o dei vecchi stracci per realizzare le nostre salviette.

Oltre ad essere estremamente care, le salviette che compriamo dai negozi sono piene di sostanze chimiche nocive, come la candeggina e i disinfettanti. Sì, la candeggina uccide i germi, ma ha un sacco di effetti collaterali nocivi di cui queste compagnie sono al corrente da anni.

Perché non realizzare la nostra personale salvietta detergente che disinfetterà la nostra casa con ingredienti completamente naturali come gli oli essenziali, l'aceto e l'alcool etilico? Se desideriamo una salvietta riutilizzabile, procuriamoci un calzino vecchio, una maglietta, dei lenzuoli, degli asciugamani etc. che possiamo riconvertire in salviette.

Le salviette fatte in casa sono molto semplici da realizzare e ci faranno risparmiare tanti soldi nel lungo periodo. La maggior parte delle ricette qui sotto renderanno le nostre superfici lucenti e non nuoceranno ai nostri cari. Se gli oli essenziali presenti nella lista delle ricette non sono di nostro gusto, li possiamo sostituire con quelli che preferiamo.

Disinfettare e Pulire a Confronto

La maggior parte delle persone non sa che c'è una differenza tra disinfettare e detergere. quando si disinfetta, si uccidono i germi e i virus presenti sugli oggetti e sulle superfici.

Quando detergiamo, debelliamo le impurità, i liquidi, il cibo e lo sporco dalle superfici. Gran parte delle ricette in circolazione per la realizzazione di salviette fatte in casa sono più che adatte per la pulizia quotidiana, ma non lo sono altrettanto per la disinfezione. Se desideriamo realizzare una salvietta disinfettante efficace, la soluzione dovrà essere composta da alcol che non abbia una percentuale minore del 70% di alcool puro, come ad esempio l'alcol etilico, l'alcol di 140° o alcool isopropilico, meglio conosciuto come alcol etilico denaturato (o alcol denaturato).

È molto semplice realizzare salviette disinfettanti che non contengano agenti aggressivi, tutto ciò di cui avremo bisogno sarà una buona ricetta e ne daremo piena spiegazione.

I Tre Ingredienti più Comuni

- Alcool

L'alcol è un antivirale e antibatterico naturale. Potremmo chiederci come l'alcol sia in grado di uccidere i batteri e virus. L'alcol causa un danno alle pareti cellulari degli organismi. Questo consente all'alcol di entrare nell'organismo e sostanzialmente distruggerli.

Il CDC suggerisce l'utilizzo di alcol che non sia minore del 70% di alcool puro. Possiamo utilizzare sia l'alcool isopropilico (Alcol denaturato) che l'etanolo (etanolo commestibile). Entrambi sono ottimi disinfettanti. Di seguito sono descritte alcune tipologie di alcol che possono essere utilizzate per realizzare un ottimo disinfettante per le superfici e uccidere germi e virus.

Dobbiamo cercare prodotti con etanolo commestibile che abbiano almeno una gradazione alcolica pari a 140 ° o più. I tre seguenti sono alcolici da bere che si possono trovare nei negozi di alcolici locali:

- Golden grain: 90% di alcol, 190°
- Spirytus vodka: gran parte della vodka venduta negli Stati Uniti ha solo il 40% di percentuale alcolica, ossia 80 °. Se abbiamo la possibilità di trovare la Spirytus vodka, questa avrà una percentuale alcolica del 96% (192 °). Quando utilizziamo la vodka per le nostre salviette disinfettanti, dobbiamo accertarci di sceglierne una che non abbia una gradazione inferiore di 140°
- Everclear: 92.4% di alcol, 190°.

I prodotti di alcool isopropilico vanno cercati nelle farmacie. Dobbiamo trovare i prodotti etichettati come alcool isopropilico. possiamo trovare differenti percentuali:

- 99% alcol denaturato
- 91% alcol denaturato
- 70% alcol denaturato

• Olio essenziale

Ci sono svariate tipologie di oli essenziali che hanno proprietà antimicrobiche, antisettiche, antifungine, antiodore, antibatteriche e antivirali. Quando gli oli essenziali sono utilizzati nella maniera corretta, possono essere ottimi nella distruzione dei germi è sono sicuri da utilizzare in un ambiente con bambini piccoli. Quando combiniamo gli oli essenziali, questi possono conferirci una protezione adeguata e uccidere patogeni quali: Salmonella, MRSA, E. coli.

Gli oli essenziali sono prodotti eccellenti. Sono adatti a molte cose. Quelli elencati di seguito sono ottimi da utilizzare in ogni salvietta disinfettante.

1. Menta piperita: antivirale, antibatterico, antisettico

2. Timo: antisettico, antimicrobico, antifungino, antivirale, antibatterico

3. Chiodi di garofano: antifungino, antibatterico, antisettico, antivirale

4. Cannella: antisettico, antimicrobico, antivirale, antifungino, antibatterico

5. Rosmarino: antimicrobico, antifungino, antibatterico, antisettico

6. Eucalipto: antimicrobico, antisettico, antivirale, antifungino, antibatterico

7. Arancia: antifungino, antivirale, antisettico

8. Limone: antifungino, antivirale, antisettico, antimicrobico

9. Geranio: antisettico, antivirale, antifungino, antibatterico

10. Lavenda: antimicrobico, antifungino, antibatterico, antivirale, antisettico

11. Tea tree: antibatterico, antivirale, antisettico, antivirale, antifungino

- Perossido di idrogeno

Gli studi hanno dimostrato che i virus possono essere inattivati con salviette disinfettanti che contengono lo 0,5% di perossido di idrogeno se mischiato con l'alcol.

- L'aceto e il sapone di Castiglia non vanno d'accordo

L'aceto è molto efficace se utilizzato per detergere e disinfettare le superfici. Molte ricette di salviette disinfettanti utilizzano l'aceto come disinfettante principale, ma se la ricetta dovesse richiedere anche sapone di Castiglia insieme all'aceto, i due non funzioneranno bene insieme. L'aceto è acido mentre il sapone e basico. Quindi reagiranno e si annienteranno a vicenda. L'aceto farà ritornare il sapone alla sua forma originaria di olio. Quindi ci ritroveremo con un prodotto bianco, oleoso, guasto e grossolano che non servirà a nulla. L'aceto e il sapone non si mischieranno durante il processo di realizzazione delle salviette disinfettanti.

Dove Utilizzare le Salviette

Queste salviette disinfettanti possono essere utilizzate in ogni stanza della nostra casa e nella maggior parte delle superfici. La superficie deve essere dura e Impermeabile.

Fuori casa

- Schienali, tavolini pieghevoli, cinture di sicurezza, Condotti di ventilazione
- Tavoli del ristorante
- Carrelli della spesa
- Leve del cambio e volanti nelle macchine

Intorno alla casa

- Maniglie
- Interruttori della luce
- Termometri
- Telefoni
- Mouse per computer, tastiere, schermi
- Telecomandi

Nel bagno

- Scrivanie
- Rubinetti
- Toilette
- Interruttori per la luce
- Maniglie
- Vasche

In cucina

- Maniglia del forno
- Manopole della cucina
- Maniglia del frigo
- Interruttore della luce
- Rubinetto
- Maniglie dell'armadio
- Bidoni della spazzatura
- Scrivanie

Ciascuna delle ricette scritte qui sotto può essere raddoppiata. Per la realizzazione di molte di queste ricette si utilizza un rotolo di carta assorbente che è stato tagliato a metà. Se si raddoppia la ricetta si possono creare due contenitori di salviette in una sola volta.

Salvietta disinfettante #1

- Olio di rosmarino , 5 gocce
- Olio di eucalipto, 5 gocce
- Olio di cannella , 10 gocce Olio di clove(?), 15 gocce
- Olio di limone , 20 gocce
- Perossido di idrogeno, 0,75 cucchiaini
- Alcool a scelta, 709 ml

Mettiamo tutti gli ingredienti appena elencati in una grande brocca o in un bicchiere graduato e mescoliamo bene.

Troviamo una contenitore che abbia un coperchio ermetico. Dev'essere di acciaio inossidabile o di vetro perché gli oli essenziali non vengano diluiti. Alcuni tipi di plastiche come la plastica 2 PET o la plastica 1 HDPE andranno bene comunque. Il contenitore deve essere abbastanza grande da contenere almeno dai 30 ai 40 fogli di carta assorbente insieme a una soluzione disinfettante.

Una volta ci che siamo procurati il contenitore, ci versiamo due tazze di soluzione all'interno.

Adesso dobbiamo preparare i fogli di carta assorbente. Possiamo utilizzare un qualunque tovagliolo usa e getta, asciugamano o carta assorbente. Dobbiamo solamente assicurarci che nella nostra scelta la carta sia di alta qualità e che sia abbastanza grossa da resistere all'utilizzo. Dobbiamo utilizzare fogli di dimensione 30X40. Se stiamo utilizzando la carta assorbente, tagliamo ciascun singolo foglio a metà e poi sovrapponiamone una all'altra. Mettiamole poi nel nostro contenitore.

Giriamo delicatamente il contenitore sul suo lato e agitiamolo affinché i fogli possano assorbire il liquido.

Versiamo poi il resto della soluzione nel contenitore. Accertiamoci che tutte le nostre salviette siano bagnate. Dovrebbe esserci della soluzione nel fondo del contenitore e per mantenere le salviette bagnate. Accertiamoci di mettere un'etichetta al nostro contenitore.

Per utilizzare le salviette assicuriamoci che la loro superficie sia stata ripulita da ogni tipo di sporco visibile. Tiriamo fuori una salvietta dal nostro container e accertiamoci che sia bagnata. Puliamo la superficie che desideriamo disinfettare finché non la vediamo bagnata. Lasciamo asciugare la superficie naturalmente.

Salvietta disinfettante #2

- Forbici
- Ago
- Vernice spray(facoltativa)
- Olio essenziale a scelta, 10 gocce
- Sapone per i piatti liquido, un cucchiaio
- Alcol denaturato, 59 ml
- Acqua, 59 ml
- Aceto, 1 litro circa
- Coltello affilato
- Rotolo di carta assorbente
- Barattolo del caffè con coperchio

Gli ingredienti appena elencati non necessitano di grandi spese, ciò significa che possiamo realizzarli e tenerli in ogni stanza della casa. L'aceto è molto efficace nel pulire, in più uccide i batteri, le muffe e i germi.

Possiamo utilizzare qualunque sapone per i piatti siamo soliti utilizzare. Possiamo anche pitturare il vecchio barattolo da caffè se lo desideriamo. È una nostra scelta.

Per realizzare le salviette tagliamo i fogli di carta assorbente a metà utilizzando un coltello. Un coltello seghettato sarà più performante. Poi spingiamoli dentro il barattolo.

Adesso, mescoliamo l'acqua, l'alcol etilico denaturato , il sapone per i piatti e l'aceto insieme in una ciotola. Possiamo scegliere se aggiungere degli oli essenziali alle salviette se lo desideriamo.

Ora versiamo lentamente il liquido sopra la carta assorbente. Quando essa ne sarà completamente imbevuta possiamo passare a rimuovere la parte centrale di cartone. Questo ci permetterà di tirare fuori la carta assorbente dal centro.

Per farlo passiamo l'ago attraverso il centro del coperchio un paio di volte e poi prendiamo le forbici e tagliamo una X nel mezzo. Ora possiamo estrarre i fogli di carta assorbente attraverso la X e chiudere il coperchio del barattolo. Se i fogli iniziano a seccarsi, aggiungiamo più acqua. Ora possiamo usare le salviette come desideriamo.

Salvietta disinfettante riutilizzabile #3

- Barattolo di vetro con coperchio chiudibile

- 10 vecchi asciugamani
- Olio di limone 10 gocce
- Sapone per i piatti Dawn
- Alcol etilico denaturato, 177 ml
- Acqua distillata, 710 ml

Se disponiamo di acqua del rubinetto pulita, non utilizziamola assolutamente per risparmiare, altrimenti potrebbero rimanere dei marchi nelle superficie che stiamo tentando di pulire.

Dobbiamo decidere quanto vorremmo che siano grandi le salviette. Se sono asciugamani per il viso di grandezza normale, sarebbe meglio tagliarli a metà. Se disponiamo di superfici più grandi le possiamo lasciare intere. Mettiamo gli asciugamani nel barattolo.

Mischiamo l'olio di limone, l'alcol, il sapone per i piatti e l'acqua in una ciotola. Versiamo il miscuglio sopra gli asciugamani. Mettiamo il coperchio nel barattolo e utilizziamo il risultato come desideriamo.

Quando gli stracci diventano sporchi, mettiamoli in lavatrice e diamogli una bella lavata. Poi realizziamo dell'altra soluzione per continuare.

Salviette disinfettanti #4

Possiamo disporre le salviette in un vecchio contenitore di salviette per bambini o in un contenitore di plastica se desideriamo averle a portata di mano. Possiamo anche inserire la soluzione in un flacone spray e spruzzarla nelle nostre superfici e poi asciugarle.

- Vecchi asciugamani o stracci a scelta
- Ammoniaca, 2 cucchiai
- Sapone per i piatti Dawn, 1 cucchiaino
- Alcol etilico denaturato, 59 ml
- Acqua, 236 ml

Tagliamo le asciugamani o il materiale in quadrati che misurano 10 cm per 15 cm. Se gli asciugamani sono abbastanza piccoli, molto probabilmente non ci sarà bisogno di tagliarli.

Mescoliamo gli ingredienti insieme e versiamoli sopra gli stracci.
Con tutta probabilità, avremo bisogno di aggiustare la quantità a seconda di quanti stracci abbiamo a disposizione. Dobbiamo anche assicurarci di avere una quantità adeguata di soluzione affinché tutti gli stracci si bagnino. Se realizziamo una quantità maggiore di soluzione, tale da superare la capienza del contenitore, conserviamo l'eccesso in un

flacone spray e utilizziamolo come detergente spray.

Una volta che gli stracci si sporcano, possiamo lavarli in lavatrice per poterli riutilizzare.

Salviette disinfettanti #5

- Sapone per i piatti, 1 cucchiaio
- Alcol etilico denaturato, 236 ml
- Acqua calda, 473 ml

Prendiamo un rotolo di fogli di carta assorbente e tagliamoli a metà. Mettiamoli in un contenitore di plastica e versiamoci il miscuglio sopra. Una volta che i fogli saranno bagnati dovremo essere in grado di tirare fuori la parte centrale del cartone così che le salviette possano essere tirate fuori dal centro.

Salviette disinfettanti #6

- Olio di limone, 35 gocce
- Tea tree oil, 30 gocce
- Acqua distillata, 354 ml
- Sapone di Castiglia, 3 cucchiai

- Vodka, 118 ml
- Qualunque tipo di straccio o di canovaccio si desideri

Mischiamo gli oli, l'acqua, il sapone e l'alcol insieme in una ciotola.

Ora mettiamo alcuni canovacci dentro un contenitore di vetro e versiamoci sopra una piccola porzione di soluzione.

Ripetiamo il processo fin quando tutti i tessuti avranno assorbito la soluzione.

Mettiamo il coperchio nel contenitore e agitiamolo per fare in modo che il tutto sia completamente imbevuto di soluzione.

Quando siamo pronti per utilizzare le nostre salviette, prendiamone una fuori dal contenitore e strizziamo la soluzione in eccesso dentro il contenitore. Passiamola poi sopra le superfici che vogliamo disinfettare della nostra casa.

Non riutilizziamo più volte il canovaccio, mettiamolo invece da parte per lavarlo.

Salvietta disinfettante #7

- Rotolo di carta assorbente
- Tea tree oil, 3 gocce

- Sapone per i piatti Dawn, 1 cucchiaio
- Alcol isopropilico, 236 ml
- Acqua, 437 ml

Prendiamo un rotolo di carta assorbente e tagliamolo a metà utilizzando un coltello seghettato.

Mettiamolo in un contenitore a scelta. Un contenitore per salviette vuoto sarà ottimo.

Mettiamo acqua, alcool, sapone per i piatti e Tea tree oil in una ciotola e mischiamo bene.

Versiamo il tutto delicatamente nel centro del rotolo di carta assorbente finché il cartone non si sarà bagnato. Continuiamo a versare finché non saremo in grado di tirar fuori facilmente il cartone dalla parte centrale del rotolo di carta assorbente.

Prendiamo i fogli dal centro e rimettiamo il coperchio.

Conserviamo il tutto in un contenitore ermetico saldamente chiuso.

Salviette disinfettanti #8

- Olio Simple Clean, 20 gocce**
- Sapone per i piatti Dawn, 1 cucchiaino

- Alcol etilico denaturato, 59 ml
- Acqua distillata, 473 ml
- Vecchi stracci o canovacci, puliti
- Barattolo di vetro (da un litro circa)

Collochiamo gli oli essenziali, il sapone per i piatti, l'alcol etilico denaturato e l'acqua all'interno di un barattolo di vetro di circa un litro. Rimettiamo il coperchio nel barattolo e agitiamo per farli mescolare.

Togliamo il coperchio e poi aggiungiamo i canovacci o gli stracci. Continuiamo ad aggiungerne finché la soluzione non sarà stata assorbita, poi aggiungiamo altri canovacci.

Rimettiamo il coperchio e poi capovolgiamo il barattolo per un po' di minuti.

Le nostre salviette sono pronte per essere utilizzate.

Proprio come ogni salvietta disinfettante, possiamo utilizzarla su qualunque superficie vogliamo. Disponiamo le salviette utilizzate in un cestino o in un altro contenitore finché non saremo pronti per lavarle. Prepariamo altra soluzione, laviamo i nostri canovacci e continuiamo a utilizzarli.

Se disponiamo di una pila di calzini spaiati, questi si riveleranno ottimi come salviette disinfettanti.

**la formula di olio essenziale Simple Clean è una miscela di Tea tree oil, pino, arancio dolce, cipresso, abete balsamico, cedro, e limone. Se non riusciamo a trovare la miscela Simple Clean o non vogliamo acquistarlo, possiamo mischiare tutti gli oli elencati per poterne realizzare una nostra.

Salviette disinfettanti #9

- Rotolo di carta assorbente
- Olio d'arancia, 10 gocce
- Sapone per i piatti Dawn, 1 cucchiaio
- Alcol isopropilico, 295 ml
- Acqua distillata, 473 ml

Procuriamoci un contenitore di salviette vuoto o un altro contenitore che sia abbastanza largo da contenere un intero rotolo di carta assorbente.

Tagliamo a metà il rotolo di carta assorbente utilizzando un coltello largo seghettato. Poi inseriamo il rotolo nel contenitore.

Mischiamo il sapone per i piatti, l'alcool e l'olio essenziale in una ciotola. Versiamo lentamente la miscela sulla parte centrale del cartone del rotolo. Una volta che il cartone sarà abbastanza bagnato possiamo toglierlo.

Questo ci consentirà di prendere fogli di carta assorbente dalla parte centrale.

Spray Disinfettante

- Flacone spray
- Oli essenziali a scelta
- Alcol, etilico denaturato o etanolo commestibile con gradazione 190°

Aggiungiamo circa 10 gocce di ciascuno degli oli essenziali che desideriamo utilizzare. Diamo uno sguardo alla lista sopra per sceglierne uno con le migliori qualità disinfettanti.

Adesso agitiamo, agitiamo, agitiamo !

Ecco, abbiamo finito. Ora spruzziamo su ogni superficie che vogliamo e poi puliamo con un canovaccio o della carta assorbente.

Se abbiamo un flacone spray grande, versiamoci dell'alcol fino alla quantità che desideriamo realizzare. Aggiungiamo tanto olio essenziale quanto basta per far svanire l'odore dell'alcol.

Salviette Disinfettanti Riutilizzabili #11

- Olio di lavanda, 5 gocce
- Tea tree oil, 5 gocce
- Alcol etilico denaturato 118 ml
- Sapone liquido di Castiglia, 1 cucchiaio
- Acqua distillata, 236 ml
- Contenitore per salviette per bambini vuoto
- Vecchi asciugamani, vestiti rotti o calzini spaiati

Pieghiamo tutti i calzini, i canovacci o gli asciugamani e mettiamoli all'interno del contenitore.

Prendiamo un bicchiere graduato e versiamoci tutti gli oli essenziali, l'alcol etilico denaturato, il sapone di Castiglia e l'acqua. Frulliamo per miscelarli bene.

Versiamo il tutto nei canovacci finché non sono bagnati. Rimettiamo il coperchio e utilizziamo il prodotto quando ne abbiamo la necessità.

Non rimettiamo i canovacci già usati nel miscuglio perché lo contaminerebbero. Mettiamo da parte quelli usati finché non siamo pronti per lavarli e realizziamo del nuovo disinfettante.

Quando siamo pronti a lavarli, facciamolo semplicemente con la nostra lavatrice, come faremo con qualunque altra cosa.

Salviette Disinfettanti Riutilizzabili #12

- Dai 15 ai 20 pezzi di vecchia T-shirt 10 X 10,
- Barattolo di vetro (da un litro circa), bocca larga, con coperchio
- Olio di bergamotto, 4 gocce
- Olio di lavanda, 8 gocce
- Olio di limone, 15 gocce
- Aceto bianco, 177 ml
- Acqua distillata, 177 ml

Inseriamo tutti gli ingredienti liquidi nel barattolo, mettiamo il coperchio e agitiamo per mischiarli.

Pieghiamo i pezzi di tessuto e mettiamoli nel liquido. Premiamo saldamente su ognuno di essi affinché possa assorbire la soluzione. Chiudiamo il coperchio saldamente e poi capovolgiamo il barattolo per fare in modo che tutto venga ben assorbito.

Conserviamo in un ambiente scuro e freddo per preservare gli oli essenziali.

Tiriamo fuori uno dei canovacci dal barattolo e strizziamo il liquido in eccesso. Dopo aver utilizzato il canovaccio, sciacquiamolo con acqua fredda e teniamolo da parte finché non siamo pronti a lavarlo.

Spray Disinfettante

Abbiamo visto tantissime ricette di salviette disinfettanti, ma abbiamo ancora in serbo un ultimo disinfettante. Si tratta di uno spray disinfettante che possiamo utilizzare per disinfettare la nostra casa dopo che abbiamo pulito. Questo spray che possiamo spruzzare in tutto ciò che abbiamo in casa, tra cui il sofà, i letti, i cuscini, non ha bisogno di essere asciugato. Si spruzza semplicemente e lo si lascia asciugare e la superficie non è, temporaneamente, pulita dai germi.

- Tea tree essential oil, dalle 5 alle 60 gocce – Possiamo anche utilizzare l'olio essenziale di lavanda se lo preferiamo

- Aceto bianco distillato, 118 ml

- Alcol 100°, 354 ml – possiamo anche utilizzare alcol con gradazione maggiore se preferiamo, possiamo procurarci l'Everclear 190. Non utilizziamo, invece, l'alcol etilico denaturato perché può danneggiare le superfici pitturate.

Utilizzando un flacone spray da 147 ml, versiamo l'alcool e, a seguire, gli oli essenziali. Rimettiamo il tappo e agitiamo il flacone per far mischiare l'alcool agli oli. Apriamo in flacone e aggiungiamo l'aceto. Agitiamo ancora una volta il flacone per far mischiare tutto insieme. Dal momento che vi è contenuto dell'aceto, dovremmo evitare di utilizzare lo spray nelle superfici di pietra come il marmo o il granito. Se in casa abbiamo delle superfici di pietra, possiamo semplicemente aggiungere 118 ml di alcol alla ricetta.

CONCLUSIONE

Grazie per essere arrivato fino alla fine di "Igienizzanti e Disinfettanti Fatti In Casa" ci auguriamo che sia stato istruttivo e in grado di forniti tutti gli strumenti necessari ai tuoi scopi ,qualunque essi siano.

Avere una buona pratica di igiene quotidiana è importante. Attuandola, riduciamo le possibilità di ammalarci e di diffondere malattie contagiose. assicuriamoci di fare la nostra parte accertandoci di essere puliti e, nel farlo, non diffonderemo nessuna malattia.

Questo libro è qui per aiutarti in questo, fornendoti le informazioni base dell'igiene e della pulizia. La prima cosa che abbiamo esaminato è l'igiene di base.

Il prossimo passo sarà procurarti qualche ingrediente per realizzare il tuo igienizzante per le mani. Non è mai un male avere un igienizzante per le mani quando hai bisogno di pulirti. È possibile abusare degli igienizzanti, quindi fai in modo di utilizzarlo in maniera saggia e di tanto in tanto.

Puoi sempre rinfrescarti la memoria a proposito della sicurezza degli igienizzanti rileggendo questo libro. L'igienizzante può disidratare le mani e, se le tue mani sono particolarmente sporche, ricordati di lavarle con acqua e sapone. Gli igienizzanti igienizzano soltanto, ma non puliscono nella misura in cui lo fanno l'acqua e il sapone. Utilizziamo il buon senso per ciò che concerne l'igiene e il prevenire la diffusione di malattie contagiose. Il primo passo inizia da te.

Per concludere, se hai trovato questo libro utile in qualche modo, Una recensione su Amazon è sempre apprezzata!

www.ingramcontent.com/pod-product-compliance
Lightning Source LLC
Chambersburg PA
CBHW070301220526
45465CB00004B/1703